Dieta Mediterránea

Su guía esencial para bajar de peso con recetas
deliciosas y saludables
(La dieta mediterránea completa para principiantes)

Magdalena García

AF123361

Tabla De Contenido

Ensalada De Cebada Y Verduras 1

Ensalada De Pollo 3

Sopa De Farro Y Judías 5

Garbanzos Asados Con Hierbas Y Especias 7

Shakshuka, Estilo Italiano 11

Salsa De Berenjena Garam Masala 13

Fiesta Anise Buñuelos 15

Muffins De Miel De Nueces De Lino 17

Coles De Bruselas Picantes Fritas 19

Sopa De Jardín De Primavera 20

Gachas De Avena Gingery 23

Sopa De Zanahoria Especiada De Mostaza 25

Batido Refrescante De Manzana Verde 28

Judías Verdes Con Tomate Almuerzo De Canela
.... 29

Smoothie De Ondas Verdes 31

Berenjena A La Parrilla Con Ajo Y Perejil 33

Patatas Rojas A La Parrilla Con Perejil 35

Saludable Collars Geens Sopa 37

Hamburguesas De Berenjenas Y Aceitunas Con Hierbas 39

Bares Caseros De Chía Y Energía De Limón 42

Arroz Con Champiñones Y Pavo 44

Arroz Con Garbanzos Y Pollo 47

Bacalao Con Patatas 50

Ensalada De Remolacha Con Camarones 53

Sándwich Italiano Con Vegetales 56

Pollo Y Papas 61

Orégano Trifolato De Calabacín 63

Caponata 64

Canazzo 67

Berenjena Parmigiana A La Parrilla 69

Rollos De Plantas De Huevo 71

Dulce A Las Manzanas 73

Panecillos (Muffin) Con Chispas De Chocolate 76

Panecillos (Muffin) Con Corazón De Chocolate 79

Cannoli Siciliani 82

Bacalao Asado Al Estilo Español 84

Pollo Alla Giglio 87

Pollo Salteado Con Tomates Sobre Haricots Verts 90

Ensalada De Salmón Con Aderezo De Dion-Chive 92

Bacalao En Salsa Verde 96

Calamares Con Cebolla 99

Emperador Con Salsa De Tomate 102

Gambas Al Ajillo 104

Gambas Al Vino Blanco 106

Marmita De Bonito 108

Mejillones A La Marinera 110

Merluza Con Sidra 113

Mero A La Parrilla 115

Sepia Guisada 118

Lomo De Cerdo Asado 121

Pechugas De Pollo A La Parmesana 123

Pasta De Tomate Y Queso Ricotta Entero 126

Salmón Especiado Con Quinua Vegetal 131

Kofta De Carne De Cordero Con Garbanzos Y Naan 135

Pollo Mediterráneo Con Quinua Preparado En Una Olla De Cocción Lenta 140

Ensalada De Cebada Y Verduras

Este plato único a base de cebada es rápido y fácil de preparar y cómodo de llevar al trabajo, es saludable y tentador de comer gracias a su sabor fresco.

INGREDIENTES:

- 160 gr de guisantes
- limón
- evo oíl.

- 140 g de cebada
- Un puerro
- medio pimiento amarillo

PREPARACIÓN

1. Lava el puerro y la pimienta y córtalos en rodajas finas. Poner un poco de aceite en una cacerola gande y dejar que el puerro se

dore, añadir agua y verter los guisantes sin cáscara, cocinarlos durante unos 16 minutos.
2. Finalmente, agegue la pimienta y déjela cocinarse por 1 minuto más, agegando un poco de agua si es necesario.
3. Añade la cebada en una sartén, sazona con un poco de aceite y jugo de limón, sal y pimienta y deja que tome sabor mientras se enfría.

Ensalada De Pollo

INGREDIENTES:

- 40 g de puerros
- 40 g de apio
- 35 g de pan integal tostado
- Aceite de oliva extra virgen.
- 55 g de pechuga de pollo
- 40 g de pimientos
- 55 g Tomates

1. Hervir la pechuga de pollo en agua hirviendo. Añade un clavo de cebolla, una pata de apio y una zanahoria, para poder utilizar el caldo para la preparación y al final de la cocción déjalo enfriar.
2. Corta el pollo en trozos y coge una ensaladera.
3. Mientras tanto, salar los tomates, pimientos, puerros y apio finamente picados en un tazón.

4. Mezclar todo añadiendo una cucharada de aceite y vinage.
5. Tostar ligeramente el pan integal y cortarlo en cubos.
6. Por último, añade el pollo en trozos y el pan que has preparado.

Sopa De Farro Y Judías

La sopa de espelta y judías es un plato único ligero y saludable, ideal para incluir en una dieta mediterránea de adelgazamiento porque le saciará durante mucho tiempo sin agobiarle; lo que le proponemos es también una receta muy sabrosa, que puede preparar con antelación y luego calentar durante unos minutos antes de llevarla a la mesa.

Aquí están los ingredientes para 4 porciones de sopa:

- 160 g de escanda
- 5 hojas de salvia
- 2 cucharada de pasta de tomate
- 210 g de frijoles blancos secos
- 7 cucharadas de aceite de oliva extra virgen.
- Sal
- 2 apio
- 2 zanahoria

- 3 cebollas
- pimienta nega

PREPARACIÓN

Primero se ponen las judías blancas secas en agua fría y salada, donde deben permanecer al menos 12 horas, y luego se cocinan en la misma agua añadiendo cebolla y hojas de salvia.

Una vez cocidos, divide los frijoles en dos partes y corta finamente una de ellas.

Poner todos los frijoles en el caldo de cocción y mientras tanto, dorar con aceite una cebolla, apio y zanahoria, picada y pasta de tomate.

Cocine durante 15 minutos y añada las judías con su caldo.

Después de otros 10 minutos agegue la escanda, sal y pimienta y deje cocinar por otra 1 hora.

Garbanzos Asados Con Hierbas Y Especias

hace 1 y una tercera taza, para servir 4 como aperitivo.

1 cucharadita de pimienta de Alepo

1 cucharadita de azúcar morena

y media cucharadita de sal kosher

2 cucharadas de perejil fresco picado

1 cbanzos latas (15 onzas), escurridos y enjuagados

1 cucharada de aceite de oliva

1 cucharadita de za'atar

y media cucharadita de sumac molido

precalentar el horno a 350 gados fahrenheit .

esparcir los garbanzos en una capa uniforme sobre una bandeja para hornear sin engasar y hornear durante 10 minutos, o hasta que se secan. retirar del horno; mantener el horno encendido.

mientras tanto, en un tazón mediano, mezcle el aceite de oliva, el za'atar, el sumac, la pimienta de Alepo, el azúcar morena y la sal hasta que estén bien combinados.

añadir los garbanzos calientes a la mezcla de aceite y especias y remover hasta que estén completamente recubiertos. devolver los garbanzos a la bandeja para hornear y extenderlos en una capa uniforme. hornear durante 10 a 12 minutos más, hasta que quede fragante.

transferir los garbanzos a un tazón de servir, lanzar con el perejil, y servir.

Entrantes

shakshuka, estilo italiano

bacalao asado al estilo español

pollo alla giglio

pollo salteado con tomates sobre haricots verts

ensalada de salmón con aderezo de dion-chive

filetes de coliflor asados con chermoula

falafel de guisante de ojos negos

tortilla española

tagine de cordero (hecho alternativamente con pavo molido o carne molida)

solomillo de cerdo con especias de tabil con frijoles blancos y harissa

sartén sin arroz estilo paella

paella de pollo y camarones

sartén de pollo y garbanzos con especia de berbere

la mejor salsa de espagueti

pizza de coliflor marroquí

chuletas de lomo de cordero a la parrilla marinadas con hierbas besteeya (pastel de cordero de estilo marroquí) (hecho alternativamente con pavo molido o carne molida)

Shakshuka, Estilo Italiano

- 3 cucharadas de aceite de oliva
- 1 cebolla roja pequeña, cortada en cubos
- 1 cucharadita de hojuelas de pimiento rojo
- 3 dientes de ajo picados
- 1 cucharada de condimento italiano
- 8 onzas de champiñones en rodajas
- 1 lata (28 onzas) de tomates triturados
- 6 tazas de espinaca bebé
- 4 huevos
- pan crujiente o polenta cocida, para servir

1. en una sartén de 12 pulgadas, calienta el aceite de oliva a fuego medio. añadir la cebolla y cocinar, revolviendo ocasionalmente, durante 5 a 10 minutos, teniendo cuidado de no dejar que se queme.
2. añadir las hojuelas de pimiento rojo, el ajo, el condimento italiano y los champiñones.

3. cocinar durante 5 a 10 minutos, o hasta que los hongos comiencen a liberar su agua.
4. añadir los tomates con sus jugos y cocinar, revolviendo, durante 10 a 15 minutos.
5. añadir la espinaca y remover hasta que las hojas se marchiten en la salsa.
6. hacer cuatro pozos en la mezcla de tomate para los huevos. romper un huevo en cada pozo. sazonar con sal y pimienta nega.
7. cubra la sartén y cocine durante 15 a 20 minutos, o las blancas estén cocidas, pero las yemas permanecen blandas.
8. servir inmediatamente sobre pan crujiente o polenta, espolvoreado con el perejil, si lo desea.

Salsa De Berenjena Garam Masala

porciones: 6

Tiempo de cocción: 50 minutos

Ingedientes

- 2 pimiento verde
- 2 tomate
- 2 cucharada de garam masala especia
- 4 cucharadas de aceite de oliva
- 4 cucharadas de jugo de limón
- 2 cucharada de semillas de sésamo
- sal al gusto
- 4 berenjenas peladas
- 2 cebolla
- 4 dientes de ajo

Instrucciones

1. precalentar el horno a 410f/200 c.
2. Lavar, limpiar y cortar las verduras en trozos.

3. esparcir las verduras sobre una bandeja para hornear forrada con papel de pergamino; añadir aceite de oliva y sal y el desdole.

4. asar durante unos 40 a 45 minutos, girando una o dos veces.

5. dejar enfriar ligeramente; luego colocar en una licuadora junto con la masa de garam, jugo de limón, semillas de sésamo; mezcla hasta que la inmersión alcance la textura deseada.

6. servir.

Fiesta Anise Buñuelos

porciones: 16

Tiempo de cocción: 20 minutos

Ingedientes

- y un cuarto de sal tsp
- y media taza de mantequilla
- 4 de color naranja pelado
- semillas de sésamo
- Harina de 5 onzas y media
- 1 taza de anís dulce (anís)
- 2 cucharada de azúcar de vainilla
- y media taza de agua

Instrucciones

1. en un tazón, coloque la mantequilla, el anís, la ralladura de naranja, el azúcar de vainilla, la sal y el agua; mezclar bien.

2. Agegue la mezcla de mantequilla a la harina.

3. espolvorea las semillas de sésamo en la masa.

4. con las manos arrodilladas bien la masa. luego, estirar la masa con un rodillo hasta que se extienda por completo. cortar la masa en cuadrados.

5. R hasta el cuadrado en la diagonal, crating un cilindro con un centro hueco y media pulgadas.

6. Vierta el aceite de oliva a una profundidad de 1 pulgada en una sartén gande y caliente a fuego medio-alto hasta casi fumar.

7. Freír los buñuelos, girando según sea necesario, durante 5 a 10 minutos, o hasta que estén dorados por todos los lados.

8. Retire los buñuelos de la sartén y escurra sobre papel de cocina.

9. dejar enfriar varios minutos, verter el azúcar glas y servir.

Muffins De Miel De Nueces De Lino

Ingredientes

- 2 cucharada de extracto de vainilla
- 4 cucharadas de polvo de hornear
- 2 cucharada de bicarbonato de sodio
- y tres cuartos de taza de nueces, picadas
- y un cuarto de taza de pasas
- 2 taza y media de harina de lino
- 2 taza de avena cocida
- y media taza de miel
- 8 cucharadas de aceituna virgen extra oii

Instrucciones

1. precalentar el horno a 385 f/180 c.

2. en un tazón batir el aceite de oliva, la avena, la miel y la vainilla.

3. En un tazón separado, combine la harina de semillas de lino, las pasas, el bicarbonato de sodio y el polvo de hornear.

4. Agegue las nueces picadas y revuelva bien.

5. Combine la mezcla líquida con la mezcla de harina de lino y revuelva.

6. pobre de una masa en 15 tazas de magdalenas, llenando y tres cuartos llenos.

7. hornee 20 minutos.

8. deje enfriar completamente. Servir.

Coles De Bruselas Picantes Fritas

Ingedientes

- 2 libras de coles de bruselas, recortadas y cortadas a la mitad
- 3 cucharadas de aceite de oliva infundido con ajo
- 1 ají rojo, en rodajas
- 2 dientes de ajo finamente picados
- 1 cucharada de jugo de limón (recién exprimido)
- sal al gusto

Instrucciones

1. cocinar las coles de Bruselas en agua salada hirviendo durante 3 minutos; Desagüe.

2. Calentar el aceite en una sartén, y saltear la pimienta y el ajo durante 5 a 10 minutos.

3. Añadir las coles de Bruselas, y cocinar durante 5 minutos más.

4. sazonar con la sal al gusto, y luego rociar con el jugo de limón; para combinar bien.

Sopa De Jardín De Primavera

porciones: 6

Tiempo de cocción: 35 minutos

Ingredientes

- y media taza de perejil fresco (picado)
- 8 tazas de caldo de verduras o agua
- 4 cucharadas de condimento de hierbas secas
- 4 cucharadas de aceite de oliva
- sal y pimienta nega recién molida, al gusto
- 2 cucharada de harina
- 8 tazas de brócoli picado
- 4 tazas de berenjena, cortada en cubos
- 8 tomates de ciruela, picados
- 15 dientes de ajo triturados o picados

- 2 cebolla amarilla picada

Instrucciones

1. en una cacerola gande, caliente el aceite de oliva.

2. añadir el ajo y la cebolla; saltee hasta que esté suave. Un

3. agegue 5 tazas de caldo, 4 tazas de brócoli y berenjena en cubos y revuelva bien.

4. Añadir el tomate, las hierbas, la sal y la pimienta al gusto. cocinar durante 5 a 10 minutos más.

5. Retire la cacerola del fuego. dejar reposar durante 1 a 5 minutos.

6. En un procesador de alimentos, mezcle las 3 tazas restantes de brócoli, 2 taza de caldo y 1. harina hasta que quede suave. remover en sopa.

7. cocine a fuego lento durante 15 a 20 minutos. ajustar la sal y la pimienta.

8. espolvoree con perejil picado y sirva.

Gachas De Avena Gingery

porciones: 6

Tiempo de cocción: 15 minutos

Ingedientes

- y un cuarto de tierra tsp allspice
- y una octava nuez moscada molida tsp
- y un cuarto de tsp cardamomo terrestre
- y un cuarto de tsp de cilantro molido
- 2 cucharada de clavo de olor molido
- miel pura o jarabe de arce al gusto
- 2 taza de avena laminada
- 8 tazas de agua
- y medio jengibre molido
- 2 y medio cucharada de canela molida

Instrucciones

1. en una sartén mediana, lleve el agua a ebullición y cocinc la avena para la dirección del paquete.
2. Agegue todas las especias y revuelva. reducir el fuego y cocer a fuego lento, sin tapar, durante 5 a 10 minutos, revolviendo ocasionalmente.
3. Cuando se cocine la avena, agegue miel o jarabe de arce al gusto.

Sopa De Zanahoria Especiada De Mostaza

porciones: 6

Tiempo de cocción: 45 minutos

Ingredientes

- y medio tsp curry polvo
- 5 cucharadas de aceite de oliva
- 1 y media cucharada de cáscara de lima finamente rallada
- 4 cucharadas de jugo de lima fresco
- sal y pimienta nega fresca, al gusto
- 8 tazas de zanahorias peladas, en rodajas finas
- 4 tazas de cebolla picada
- 6 tazas de caldo de pollo con bajo contenido de sal o agua
- 4 tazas de agua
- 2 cucharada de jengibre fresco, picado

- 4 cucharadas de cilantro
- y media cucharada de semillas de mostaza amarilla

Instrucciones

1. en una olla gande, caliente el aceite.

2. añadir semillas de mostaza molida, curry en polvo y jengibre; revuelva 1-5 minutos.

3. Añadir las zanahorias y los ingedientes restantes.

4. espolvorea con sal y pimienta; saltee hasta que las cebollas comiencen a ablandarse, por unos 3 minutos.

5. Añadir el caldo y el agua y llevar a ebullición.

6. reducir el calor a medio-bajo; cocine a fuego lento hasta que las zanahorias estén tiernas, unos 40 minutos.

7. transferir la sopa a la licuadora de alta velocidad; mezclar hasta que quede suave por completo.

8. devolver la sopa a la olla

9. mezclar el jugo de lima; ajustar la sal y la pimienta.

10. servir y disfrutar!

Batido Refrescante De Manzana Verde

porciones: 3

Tiempos de cocción: 10 minutos

Ingredientes

• 2 puñado de hojas de espinaca frescas

• 2 cucharadas de azúcar o edulcorante

• 4 cucharada de avena

• 2 cucharadita de canela

• y tres cuartos de taza de leche de almendras

• 2 manzana verde sin corazón y cortada en rodajas

• 2 zanahoria pequeña en rodajas

Instrucciones

1. Agegue todos los ingredientes en una licuadora de alta velocidad y mezcle durante 45 segundos o hasta que quede suave.

2. beba inmediatamente o manténgalo refrigerado en un frasco de vidrio.

Judías Verdes Con Tomate Almuerzo De Canela

porciones: 6

Tiempo de cocción: 35 minutos

Ingredientes

• y media taza de agua

• y media cucharada de canela

• y media cucharada de comino

• sal y pimienta nega, recién molida

• 5 cucharadas de aceite de oliva

- 2 cebolla picada

- 4 libras de judías verdes frescas, limpiadas y cortadas diagonalmente por la mitad

- 4 tomates, pelados, pelados y descuartados

- 2 cucharada de pimentón rojo molido

Instrucciones

1. Caliente el aceite en una olla gande a fuego medio-alto.

2. Saltee la cebolla picada con la sal y la pimienta durante 5 a 10 minutos o hasta que esté blanda.

3. añadir pimentón molido y tomates; remover y saltear durante 5 a 10 minutos.

4. Agegue los frijoles verdes, vierta agua y revuelva.

5. cocine cubierto durante 40 40 minutos o hasta que esté completamente suave.

6. sazonar la canela, la sal y la pimienta, remover y servir.

Smoothie De Ondas Verdes

porciones: 1

Tiempo de cocción: 10 minutos

Instrucciones

- 2 taza de jugo de manzana
- 2 plátano
- 2 tallo de apio picado
- 2 cucharada de jugo de limón
- 2 taza de hielo
- 2 taza de verduras con cuello
- hojas frescas de menta

Instrucciones

1. mezcle todos los ingredientes hasta que estén suaves y ligeramente espumosos.

2. servir.

Berenjena A La Parrilla Con Ajo Y Perejil

porciones: 6

Tiempo de cocción: 35 minutos

Ingedientes

- 8 dientes de ajo picados

- sal kosher

- 4 cucharadas de perejil fresco para decorar

- Berenjena de 2 libras, cortada en rodajas

- 2 jugo de limón

- y media taza de aceite de oliva virgen extra; más según sea necesario

Instrucciones

1. lavar y eliminar los extremos de la berenjena; cortadas en rodajas guesas.

2. colocar las rodajas de berenjena en colador, espolvorear con sal y jugo de limón y dejar reposar durante 40 a 40 minutos.

3. Encienda la parrilla de pellets para precalentar a 170 gados f.

4. batir el aceite de oliva, el ajo picado y una pizca de sal en un tazón.

5. Vierta la mezcla de aceite de oliva sobre las rodajas de berenjena.

6. poner las rodajas de berenjena directamente en la rejilla de la parrilla, y asar durante 15 a 20 minutos, girando una vez con una espátula.

7. espolvoree con perejil picado y sirva caliente.

Patatas Rojas A La Parrilla Con Perejil

porciones: 4

Tiempo de cocción: 40 minutos

Ingedientes

• sal y pimiento rojo agietado al gusto

• spray de aceite de cocina

• 8 papas rojas medianas

• y tres cuartos de taza de perejil fresco

Instrucciones

1. limpie y corte las papas rojas.

2. Espolvorea con la sal y la pimienta al gusto.

3. Cubrir con una envoltura de plástico y poner en un refrigerador durante 40 a 35 minutos.

4. mientras tanto, caliente una parrilla a fuego medio.

5. Rocíe las rodajas de papa con aceite de cocina y a la parrilla durante unos 2 minutos cada lado.

6. Retire la patata de la parrilla y colóquela en un plato para servir.

7. cubra con perejil picado y sirva.

Saludable Collars Geens Sopa

porciones: 8

Tiempo de cocción: 40 minutos

Ingedientes

- 5tomates cherry
- y medio tomillo fresco, finamente picado
- 2 cucharada de romero fresco
- sal y pimienta al gusto
- 2 cucharadas de aceite de oliva
- 2 cebolla gande finamente picada
- 2 patata gande, cortada en cubos
- 2 hojas de laurel
- 7tazas de agua
- 2 tazas de caldo de verduras
- Verdes de cuello crudo de 2 libra y media (tallo retirado y hojas cortadas aproximadamente)

Instrucciones

2. Caliente el aceite en una olla gande a fuego medio-fuerte.

2. Saltee la cebolla con una pizca de sal durantc 5 a 20minutos.

3. Agegue la patata, las hojas de laurel, el caldo de verduras y el agua.

4. Poner la mezcla a ebullición y reducir el calor.

5. cubra y cocine hasta que las papas estén muy tiernas, alrededor de 20 a 40 minutos.

6. Deseche las hojas de laurel.

7. Cocine a fuego lento y agegue las verduras de cuello, romero, tomillo y tomates.

8. cocine hasta que las verduras con cuello se marchiten, aproximadamente de 1 a 5 minutos.

9. servir caliente.

Hamburguesas De Berenjenas Y Aceitunas Con Hierbas

porciones: 8

Tiempo de cocción: 40 minutos

Ingedientes

- 5dientes de ajo, machacados
- 5cucharadas de levadura nutricional
- sal marina y pimienta molida, al gusto
- aceite, para freír
- agua para lino molido
- 2 berenjena gande (o 2 pequeñas)
- 2 cebolla verde cortada en cubos
- 2 manojo de perejil, picado
- 2 huevo gande
- 5cucharadas de semillas de lino molido
- 5cucharadas de aceitunas negas en rodajas

Instrucciones

2. En un tazón, mezcle el lino molido y el agua.

2. reservar durante 5-20 minutos para espesar.

3. Cortar la berenjena por la mitad y sacar la pulpa. cortarlo y ponerlo en el tazón.

4. Añadir el resto de los ingedientes 5. amasar con la mano hasta que quede pegajosa y fácil de moldear.

6. hacer empanadas, y freír en una sartén unos 2 minutos a cada lado.

7. servir.

Bares Caseros De Chía Y Energía De Limón

porciones: 8

tiempo de preparación: 40 minutos

Ingedientes

- 2 taza de albaricoques secos
- 3 cucharadas de jugo de limón
- 5 madjool fechas finamente picadas
- 2 taza de nueces molidas
- 2 taza de ciruelas pasas deshuesadas

Instrucciones

1. Agegue todos los ingredientes en la licuadora de alta velocidad y mezcle hasta que se combinen bien.
2. Cuando se forme una masa, retire la mezcla de la licuadora.
3. hacer una barra, línea sobre plater forrado con papel pergamino y refrigerar durante varias horas.

Arroz Con Champiñones Y Pavo

Para 5 personas

Tiempo de Preparación 45 minutos

Dificultad Baja

Ingedientes

- 2 pimiento rojo
- 2 cebolla
- Aceite de oliva
- Pimentón
- Sal
- Pimienta
- 400 gamos de arroz
- 510 gamos de champiñones
- 260 gamos de pechuga de pavo

Preparación.

1. Pondremos el arroz en un colador y lo lavaremos con agua fría. En una cazuela pondremos agua y sal y cuando esté hirviendo añadiremos el arroz, dejándolo

cocer a fuego lento aproximadamente 40 minutos.
2. Pelaremos la cebolla, la lavaremos y la cortaremos fina. Lavaremos los pimientos, les quitaremos las semillas y las nervaduras blancas y lo partiremos a dados.
3. Lavaremos la pechuga de pavo, la secaremos con papel de cocina, la cortaremos a tiras y la salpimentaremos.
4. Limpiaremos los champiñones, para ello les quitaremos la parte terrosa y los limpiaremos con un trapo húmedo, nunca dejar en remojo los champiñones.
5. En una cazuela baja pondremos el aceite y freiremos la cebolla, la pechuga de pavo y el pimiento, cuando la pechuga de pavo esta dorada y la cebolla transparente, añadiremos los champiñones laminados y los rehogaremos.
6. Escurrimos el arroz, lo añadiremos a la cazuela y lo espolvorearemos con el pimentón, removeremos hasta que estén todos los ingredientes mezclados, dejándolo

en la cazuela unos minutos más para que todos los ingedientes se mezclen.

Arroz Con Garbanzos Y Pollo

Ingedientes

- 2 cebolla
- 2 pimiento verde
- 2 dientes de ajo
- Aceite de Oliva
- 400 gamos de garbanzos secos
- 260 gamos de arroz
- 2 pechuga de pollo
- Caldo de pollo
- Sal
- Pimienta
- Pimentón

Preparación.

Pondremos los garbanzos en remojo la víspera.

En una cazuela con agua y sal pondremos a hervir los garbanzos hasta que estén bien hechos (para que el tiempo de cocción sea menor, los podemos hervir en una olla a presión).

Pelaremos la cebolla, la lavaremos y la cortaremos en trozos. Lavaremos el pimiento, le quitaremos las simientes y lo cortaremos en trozos pequeños. Pelaremos los ajos y los laminaremos. En una cazuela baja pondremos el aceite y cuando este caliente, añadiremos la cebolla, el pimiento y los ajos y los sofreiremos.

Lavaremos la pechuga de pollo, la secaremos con papel de cocina y la trocearemos. Salpimentaremos los dados de pechuga y los añadiremos a la cazuela y los sofreiremos hasta que estén dorados.

Una vez dorados los dados de pollo, añadiremos el arroz y lo dejaremos sofreír unos minutos mezclando bien para que se impregne con los otros ingredientes, añadiremos el caldo de pollo y el pimentón y dejaremos que el arroz se vaya haciendo. Cuando el arroz esté casi hecho, escurriremos los garbanzos y los añadiremos a la cazuela. Dejaremos que se termine de hacer el arroz y que se consuma el caldo y lo dejaremos reposar unos minutos. Servir acompañado de una ensalada verde.

Bacalao Con Patatas

Para 5personas

Tiempo de Preparación 2 hora

Dificultad baja

Ingedientes

- 2 pimientos rojos
- 5huevos
- Harina
- Aceite de oliva
- 510 gamos de bacalao
- 2 kilo de patatas
- 2 cebollas
- Sal

Preparación.

1. Pondremos el bacalao en remojo la noche anterior para desalarlo.
2. En una cazuela con agua y sal pondremos los huevos a cocer durante aproximadamente 20-40 minutos.
3. Pelaremos, lavaremos y cortaremos en rodajas las patatas. Pelaremos, lavaremos y cortaremos en rodajas las cebollas. Salaremos las patatas y las cebollas.
4. En el horno a pondremos a asar los pimientos. Cuando estén templados, los pelaremos y los cortaremos en tiras.
5. Escurriremos bien el bacalao, lo pasaremos por harina. En una sartén pondremos aceite de oliva y cuando esté caliente freiremos el bacalao, rectificaremos de sal y lo reservaremos
6. En una fuente que pueda ir al horno pondremos una capa de patatas y otra de cebolla y rociaremos con el aceite donde hemos frito el bacalao.

7. Introduciremos la fuente en el horno y dejaremos que se hagan las patatas. Cuando las patatas estén casi hechas, pondremos encima los trozos de bacalao y mantendremos en el horno unos minutos más.
8. Cuando las patatas estén hechas, sacaremos la fuente del horno, pelaremos, lavaremos y cortaremos los huevos en rodajas y adornaremos la fuente con las tiras de pimiento y los huevos duros. Serviremos caliente en la misma fuente.

Ensalada De Remolacha Con Camarones

Tiempo total de preparación y cocción: 40-40 minutos

Calorías: 585

Gasa: 40 g

Hidratos de carbono: 47 g

Proteína: 35 g

Para 2 persona

A primera vista, la cantidad de gasa en esta deliciosa ensalada puede asustarte, pero de los 40 gamos de gasa, ¡solo 5gamos es gasa saturada!. Eso significa que el resto es gasa monoinsaturada o poliinsaturada saludable para el corazón que satisface el apetito. Repleta de sabrosos y nutritivos vegetales y cebada llena de fibra, esta ensalada de remolacha y camarones alegará el día más triste y le brindará un aumento de energía que necesita para pasar la tarde. Esta receta solo sirve para uno, pero se puede duplicar, triplicar o cuadruplicar fácilmente cuando se atiende a amigos o familiares.

2 De Rúcula

2 De berro

2 De Cuñas de remolacha cocidas (que generalmente se encuentran con otras verduras preparadas en el area de productos de su supermercado)

½ De Cintas de calabacín (vea el paso 2 para la preparación)

½ de hinojo en rodajas finas

½ de La cebada cocida

5onzas de Camarones cocidos, pelados (frescos o congelados y descongelados)

2 cucharadas de aceite de oliva extra virgen

2 cucharada de Vinage de vino (rojo o blanco, su preferencia)

½ cucharadita de mostaza (preferiblemente Dijon)

1 cucharadita de chalota picada

¼ de cucharadita de pimienta molida

2/8 de cucharadita de sal

Preparación

1. Para hacer cintas de calabacín, use un pelador de verduras para cortar un calabacín entero a lo largo y delgado.
2. En un plato, coloque el berro, los gajos de remolacha, la rúcula, las cintas de calabacín, el hinojo, el camarón y la cebada.
3. Agegue los siguientes ingredientes a un tazón o botella pequeña: sal, pimienta, mostaza, chalote picado, aceite de oliva y vinage de vino.
4. Combine con un batidor en un tazón o agite en una botella cerrada hasta que esté bien mezclado.

5. Rociar aderezo sobre la ensalada y a disfrutar!

Sándwich Italiano Con Vegetales

Tiempo total de preparación y cocción: 40 minutos

Información

Calorías: 267

Gasa: 8 g

Hidratos de carbono: 40 g

Proteína: 40g

Para 5personas.

Estos sándwiches de estilo secundario son realmente sabrosos y llenos de texturas y sabores inconfundibles. Son excelentes para servir en casa, en un picnic o para almorzar en la oficina. Una sugerencia es empacar el pan y otros componentes por separado, luego ensamblarlos justo antes de comerlos. ¡De esta manera, evitarás el pan empapado! Sirva con una ensalada para más verduras en su comida.

Componentes

2 cucharadas de vinage balsámico

2 cucharadita de orégano

2 baguette, aproximadamente de 40 "de largo, gano entero si es posible

2 rebanadas de queso provolone, cortado por la mitad

2 de lechuga romana, desmenuzada

¼ de pepperoncini (opcional, para especias)

¼ De Cebolla roja, en rodajas finas, anillos separados.

2 lata de corazones de alcachofas, enjuagados, rebanados

2 tomate roma, cortado en cubitos

2 cucharada de aceite de oliva extra virgen

Preparación:

1. Coloque los aros de cebolla en un recipiente con agua fría y déjelos a un lado mientras prepara el resto del sándwich.

2. En un tazón mediano, coloque los siguientes componentes: tomate, corazones de alcachofa, orégano, aceite, vinage.

3. Corte la barra de pan en cuatro porciones equivalentes, luego divídalos horizontalmente. Saque

alrededor de la mitad de los pedazos de pan.

4. Escurrir las cebollas del agua y secar.

5. Para el ensamblaje de sándwich: coloque una media rebanada de queso en la mitad inferior de una porción de baguette, luego cubra con ¼ de la mezcla de tomate y alcachofa. Coloque ¼ de la lechuga y la pepperoncini encima, luego coloque la mitad superior de la baguette sobre el sándwich.

6. Servir inmediatamente después de ensamblar. ¡A Disfrutar!

Pollo Y Papas

400 calorías

Para una persona

INGEDIENTES:

- Cebollino
- rúcula
- 2 cucharadita de vinage balsámico.
- 2 rebanadas de pechuga de pollo (260 g)
- limón
- 260g de papas hervidas

PREPARACIÓN

1. Ponga las lonchas de pollo en un plato con jugo de limón, sal y pimienta y déjelas reposar durante media hora.
2. Mientras tanto, hervir las papas, dejándolas con la cáscara, cortarlas en rodajas y sazonarlas con sal, pimienta, rúcula y un chorrito de vinage balsámico.

3. Asar la pechuga de pollo escurrida de jugo de limón y servirla con una guarnición de papas hervidas y rúcula.

Orégano Trifolato De Calabacín

Los calabacines son una hortaliza que crece en todo nuestro país y es un excelente aliado de la dieta mediterránea; de hecho, se prestan a muchas preparaciones diferentes y tienen un delicado sabor que va bien con las más diversas hierbas y especias. Aquí hay una guarnición que se puede comer en cantidad porque es muy ligera.

INGREDIENTES:

- Sal y orégano 800 g de calabacín
- 5dientes de ajo
- Aceite de oliva extra virgen

Preparar calabacines trifoliados es rápido y fácil:

Dorar un diente de ajo en aceite y mientras tanto cortar el calabacín en rodajas de 2/2 cm.

Quita el ajo y pon el calabacín en la olla.

Fríelos a fuego alto para que se doren bien, luego baja el fuego y cocina durante 40 minutos revolviendo de vez en cuando.

Espolvorear con sal y orégano y servir.

Caponata

INGREDIENTES:

- Vinage
- Albahaca
- Alcaparras
- 260 g de aceitunas negas
- Piñones
- Apio
- Azúcar
- Sal

- 2 kg de berenjenas largas
- Tomate
- 2 cebollas
- Aceite de oliva extra virgen

PREPARACIÓN

1. Lavar, secar y pelar las berenjenas y cortarlas en cubos y dejarlas escurrir en un colador añadiendo un poco de sal.
2. Mientras tanto, corta las cebollas y fríelas, tan pronto como estén doradas añade las alcaparras los piñones y las aceitunas negas que has deshuesado.
3. Fríe todo y agega los tomates cortados en cubos y cocínalos durante unos diez minutos.
4. Mientras tanto, fríe las berenjenas en una sartén muy gande.
5. Cuando las berenjenas estén cocidas, añade el apio que has cortado y saltéalo ligeramente. Luego agegue los tomates salteados, la cebolla, las alcaparras y las aceitunas.
6. Ahora agegue el vinage y un poco de azúcar y cocine hasta que el vinage esté bien mezclado.

7. Cuando todo esté cocinado, déjalo enfriar y sírvelo con hojas de albahaca.

Canazzo

INGEDIENTES:

- 2 cebolla
- 310 g de tomates pelados
- Aceite de oliva extra virgen
- Perejil
- Sal y pimienta

- 2 pimientos
- 2 berenjenas negas
- 5papas

PREPARACIÓN

1. Lavar y secar los pimientos, las berenjenas y las papas, cortar los pimientos en tiras y cortar las berenjenas y las papas en trozos.
2. Cortar la cebolla en rodajas y ponerla en una sartén con 5cucharadas de aceite de oliva virgen extra; en cuanto la cebolla esté dorada, añadir los tomates pelados y

cortados en trozos y dejar que tome sabor durante unos minutos.
3. Añadir las papas, los pimientos y las berenjenas, sal y pimienta y dejar cocer con la tapa en la sartén durante una media hora.
4. Después de eso, destape la sartén y, si está muy aguada, reduzca ligeramente.
5. Apagar el fuego, espolvorear con perejil picado, cubrir la sartén y dejarla reposar unos diez minutos antes de servir.

Berenjena Parmigiana A La Parrilla

INGREDIENTES:

- 2 litro y medio de puré de tomate
- Aceite de oliva extra virgen
- 2/2 cebolla
- Albahaca
- Sal

- 7 berenjenas negas
- Queso Provola
- Queso parmesano rallado

PREPARACIÓN

Pelar la cebolla y cortarla en cubos, freírla en una sartén con aceite y cuando esté dorada añadir el puré de tomate y la albahaca picada, cocer a fuego medio y corregir con sal Ahora lava, seca y corta las berenjenas y ponlas en una placa caliente para asarlas.

Una vez que haya terminado de asar todas las berenjenas, tome una bandeja de horno, espolvoréela con un poco de aceite y ponga una primera capa de la salsa que ha preparado con cebolla, añada una capa de berenjenas, luego una salsa, espolvoree el queso parmesano rallado y añada una capa de queso provola en rodajas finas.

Ahora agegue otra capa de berenjena y proceda como arriba hasta que la berenjena esté terminada. Al final, añade una última capa de salsa y queso parmesano rallado y espolvorea con un chorrito de aceite.

Ponga la cacerola en el horno precalentado a 280° durante una hora y déjela reposar durante 20 minutos antes de servir.

Rollos De Plantas De Huevo

INGEDIENTES:

- Salsa de tomate
- Aceitunas negas
- Orégano
- Aceite de oliva extra virgen
- Sal y pimienta
- Berenjenas
- Mozzarella
- Albahaca

PREPARACIÓN

1. Lava, seca y corta las berenjenas y ponlas en una placa caliente y ásalas bien.
2. Coge un bol y vierte el puré de tomate añadiendo sal, pimienta, orégano y aceite y mézclalo bien.
3. Ahora cuelga una rodaja de berenjena y espolvoréala con la salsa que has obtenido, añade la mozzarella que has picado de vez en cuando, las aceitunas negas deshuesadas y cortadas en trozos y la albahaca picada.

4. Enrolle la rebanada de berenjena y posiblemente la detenga con un palillo.
5. Haga el mismo procedimiento para las otras rodajas de berenjena y colóquelas en una bandeja de hornear donde primero haya rociado un chorrito de aceite en el fondo, hornéelas durante 40 a 45 minutos y sírvalas con un chorrito de aceite.

Dulce A Las Manzanas

INGEDIENTES:

- 70 g de azúcar molido
- 3 cucharadas de crema
- 2 cucharadas de mermelada
- Polvo de canela
- 2 disco de pasta de corteza corta ya desplegado
- 3 manzanas
- 2 huevo

PREPARACIÓN

1. Ponga la pasta de masa quebrada ya enrollada en un molde agio y perfore el fondo con un tenedor.
2. Mientras tanto, bate el huevo con el azúcar, la crema y una pizca de canela.
3. Vierta esta mezcla en el fondo de la pasta.
4. Pele las manzanas y córtelas en rodajas no muy gandes y distribúyalas en forma radial

en el molde de la torta y cepíllelas con la mermelada.
5. Hornea a 290° durante unos 35 minutos.

TARALLUCCI

INGEDIENTES:

- 2 huevos
- 2 cucharada de miel o licor Marsala
- 2 saco de levadura
- 2 pizca de sal

- 510 g de harina 00
- 260 g de azúcar
- 200 g de mantequilla

PREPARACIÓN

1. Trabaja la mantequilla y el azúcar hasta que consigas una crema bien batida.
2. Mezclar y añadir la miel y una pizca de sal y por último añadir la levadura y poco a poco la harina.
3. Trabaja hasta obtener una masa homogénea.

4. En este punto, extienda una hoja de pasta de unos 5 mm de alto y corte las galletas con un vaso o un cortador de galletas redondo.
5. Ahora cepíllalos con huevo batido y hornéalos en el horno a 290° durante 20 minutos en una bandeja de hornear enmantecada.

Panecillos (Muffin) Con Chispas De Chocolate

INGEDIENTES:

- 2/2 media cucharadita de bicarbonato
- 290 g de mantequilla
- 200 g de chispas de chocolate
- 380 g de harina 00

PREPARACIÓN

1. Enciende el horno a 290°, deja que la mantequilla se ablande a temperatura ambiente, añade el azúcar y bate los ingredientes durante unos minutos hasta que la mezcla esté cremosa.
2. Descascarar los huevos y añadirlos uno a uno a la mezcla de mantequilla y azúcar, batiéndolos uno a uno.

3. En este punto se añade la leche tibia y se continúa batiendo hasta que la consistencia sea suave, hinchada y homogénea.
4. Mientras tanto, mezclar y colar en un bol aparte la harina, la levadura, la vainillina (estos dos últimos ingredientes se pueden sustituir por un sobre de levadura de vainilla), el bicarbonato de sodio y la sal y una vez bien mezclados todos los ingredientes añadirlos poco a poco a la mezcla hasta que todo esté cremoso y sin gumos.
5. Finalmente, añadan 90 g de chispas de chocolate, reservando los 40 g restantes que utilizarán para decorar la superficie de sus magdalenas antes de ponerlas en el horno.
6. En este punto se pone toda la masa, con la ayuda de una cuchara, en los moldes de papel, colocados en el interior de la bandeja de hornear para las magdalenas, hasta que se llenen hasta el borde; una vez terminada esta operación se distribuyen las gotas de chocolate reservadas en la superficie.

7. Ahora que has cubierto todos los panecillos con trozos de chocolate ponlos en el horno durante unos 40 a 35 minutos sin abrir el horno antes de 40 minutos.
8. Tan pronto como las magdalenas estén doradas, apague el horno y déjelas reposar en el horno durante unos 5 a 10 minutos. Finalmente, quítenlos y déjenlos enfriar a temperatura ambiente.

Panecillos (Muffin) Con Corazón De Chocolate

INGEDIENTES:

- 260 ml de leche
- 2 sobre de polvo de hornear
- 2 sobre de vainillina
- 2 huevos enteros y una yema
- 2 pizca de sal
- 2 punta de bicarbonato
- 290 g de mantequilla
- 380 g de harina 00
- 260 g de azúcar

PREPARACIÓN

Coge una bandeja para los cubitos de hielo y llénalos de nuez y ponlos en el congelador durante unas 3 horas.

Una vez que las horas terminen, empieza a hacer la masa de las magdalenas.

Enciende el horno a 290°, deja que la mantequilla se ablande a temperatura ambiente, añade el azúcar y bate los ingredientes durante unos minutos hasta que la mezcla esté cremosa.

Descascarar los huevos y añadirlos uno a uno a la mezcla de mantequilla y azúcar, batiéndolos uno a uno. En este punto se añade la leche tibia y se continúa batiendo hasta que la consistencia sea suave, hinchada y homogénea.

Mientras tanto, mezclar y colar en un bol aparte la harina, la levadura, la vainillina (estos dos últimos ingredientes se pueden sustituir por un sobre de levadura de vainilla), el bicarbonato de sodio y la sal y una vez bien mezclados todos los ingredientes añadirlos poco a poco a la mezcla hasta que todo esté cremoso y sin gumos.

En este punto se pone toda la mezcla, con la ayuda de una cuchara, en los moldes de papel, colocados dentro de la bandeja de hornear para las magdalenas, hasta que se llenen hasta el borde; una vez completada esta operación se hunde ligeramente en cada magdalena la bola de chocolate que mientras tanto, se habrá sacado del congelador.

Ahora ponlos en el horno durante unos 40-40 minutos sin abrir el horno antes de 40 minutos.

Tan pronto como las magdalenas estén doradas, apague el horno y déjelas reposar en el horno durante unos 5 minutos. Finalmente, sáquelos y déjelos enfriar a temperatura ambiente.

Cannoli Siciliani

INGEDIENTES para las pieles

- 2 clara de huevo
- 40 g de polvo de cacao
- 260 g de harina 0
- 40 g de azúcar

INGEDIENTES para el relleno

- Gotas de chocolate
- Leche
- Ricota fresca

PREPARACIÓN

Mezcla la harina, la mantequilla derretida a temperatura ambiente, 40 g de azúcar, 2 clara de huevo y cacao en polvo. Una vez que la masa esté firme, se enrolla en el molde especial y se fríe.

Después de haber obtenido las pieles de los cannoli, llénelas con la ricota obtenido amasando la ricota fresca, la leche y los chocolates.

Bacalao Asado Al Estilo Español

hace 5 porciones.

5 cucharadas de aceite de oliva

8 dientes de ajo picados

y la mitad de la cebolla pequeña, finamente picada

y media libra de papas rojas o nuevas, descuartadas

2 (24.5 onzas) lata de tomates cortados en cubos bajos en sodio, con sus jugos

27 aceitunas españolas con bajo contenido de pimiento, en rodajas (aproximadamente y una tercera taza)

5 cucharadas de perejil fresco finamente picado

5 filetes de bacalao (5 onzas), de aproximadamente 2 pulgada de espesor

sal y pimienta nega recién molida (opcional)

en una sartén de 20 pulgadas, calienta 2 cucharadas de aceite de oliva y el ajo a fuego medio. cocinar, teniendo cuidado de no dejar que el ajo se queme, hasta que se vuelva fragante, de 2 a 2 minutos.

elevar la temperatura a fuego medio-alto, y añadir la cebolla, las patatas, los tomates con sus jugos, aceitunas y 3 cucharadas del perejil. llevar a ebullición. reducir el fuego para mantener a fuego lento, cubrir y cocinar durante 40 a 28 minutos, hasta que las patatas estén tiernas. transferir la mezcla de la sartén a un tazón gande; mantener el calor. eliminar la sartén y devolverla a la estufa.

calentar las 2 cucharadas restantes de aceite de oliva en la sartén a fuego medio-alto. sazonar el bacalao con sal y pimienta, si se desea, y añadirlo a la sartén. cocine durante 5 a 20minutos, luego voltee cuidadosamente el pescado y cocine durante 5 a 20minutos más, hasta que el pescado se escama fácilmente con un tenedor.

divida la mezcla de tomate uniformemente entre cuatro platos y cubra cada una con un filete de bacalao. espolvorea uniformemente con la 2 cucharada restante de perejil y sirve.

Pollo Alla Giglio

hace 5 porciones.

- 2 taza de caldo de pollo con bajo contenido de sodio
- 2 cucharadas de jugo de limón fresco
- 2 cucharada de mantequilla
- pimienta nega recién molida
- verdes mixtos, para servir
- 2 tazas de tomates cherry o de uva, cortados a la mitad, para servir
- precalentar el horno a 400 gados fahrenheit 5 pechugas de pollo deshuesadas y sin piel, aproximadamente 2 libra
- 3 cucharadas de aceite de oliva
- 2 diente de ajo picado
- 2 cucharadita y media de condimento de aves de corral, o un pequeño puñado de romero fresco, salvia y albahaca, picado

.

en un bol pequeño, mezcle 2 cucharadas de aceite de oliva, el ajo y el condimento de aves de corral. poner el pollo en una bolsa de plástico gande con cremallera y verter en el adobo. sellar la bolsa y girar para cubrir el pollo. refrigerar durante 40 minutos.

calentar una parrilla a fuego medio o calentar una sartén gande a fuego medio-alto.

asar o cocinar el pollo durante 5minutos a cada lado, o hasta que se dore. transferir el pollo a un plato y cubrir. en la misma sartén (o en una sartén gande, si asas el pollo), pon el caldo a hervir a fuego medio. añadir el 2 cucharada restante de aceite de oliva, el jugo de limón, y la mantequilla y sazonar con pimienta. cocine durante 5 minutos, luego devuelva el pollo a la sartén y cocine, convirtiendo el pollo para cubrir con la salsa, durante 3 a 5minutos.

montículo algunos verdes mezclados en cada una de las cuatro placas. divida los tomates entre los platos y cubra cada uno con una pechuga de pollo. cucharada de la salsa encima de cada uno.

Pollo Salteado Con Tomates Sobre Haricots Verts

hace 5 porciones.

esta idea de receta se inspiró en los alimentos que teníamos a mano, incluyendo nuestra recompensa de jardín. era una gan manera de utilizar el exceso de 200 mini tomates cherry súper dulces del jardín. hace una comida encantadora, ya sea que esté utilizando ingredientes reunidos de su jardín o del mercado.

2 cucharadas de aceite de oliva

8 pechugas de pollo deshuesadas y sin piel de corte fino

3 tazas de haricots verts (frijoles verdes enteros muy finos)

2 tazas de tomates cherry o uva, cortados a la mitad

2 o 2 dientes de ajo, picados o prensados (y media cucharadita; opcional)

2 cebolla mediana, cortada en cubos o 2 taza de cebollas en cubos congeladas

2 pequeño puñado de perejil fresco mezclado, orégano y albahaca, picado o 2 cucharaditas de condimento italiano

y media taza de caldo de pollo con bajo contenido de sodio o vino blanco

precalentar el horno (o un horno tostador) a 260 gados fahrenheit .

en una sartén antiadherente gande, calienta el aceite de oliva a fuego medio-alto en una sartén antiadherente. trabajando en lotes según sea necesario (es posible que solo puedas hacer de 2 a 5pechos a la vez, dependiendo del tamaño de tu sartén), agega el pollo y cocina durante 2 minuto, luego reduce el fuego a medio y cocina durante 5 a 20minutos más. girar el pecho y cocinar durante 2 minutos más, hasta que se dore por ambos lados pero no se cocine a través (el pollo terminará de cocinar en la salsa). retirar y colocar en la bandeja para hornear en el horno o transferir el pollo a un plato y cubrir para mantener caliente. repetir hasta que haya cocinado todo el pollo.

inmediatamente comience a cocinar los frijoles verdes en un microondas o en una cesta de vapor sobre una olla de agua hirviendo durante unos 5 minutos, o hasta que estén crujientes.

en la misma sartén, saltee los tomates, el ajo (si lo usa) y las cebollas picadas congeladas (sin necesidad de descongelarlos primero) a fuego medio-bajo. añadir las hierbas y el caldo y cocinar hasta que el líquido se haya reducido y espesado ligeramente. devolver todo el pollo a la sartén y cuchara la salsa sobre el pollo.

dividir los haricots verts entre cuatro placas. coloque dos pechugas de pollo encima de los frijoles en cada plato, cubra con la salsa y sirva.

Ensalada De Salmón Con Aderezo De Dion-Chive

hace 5 porciones.

2 libra de papas bebé o ale digitación

y media libra de judías verdes

7 cucharadas de aceite de oliva

5 filetes de salmón (5 onzas)

y un cuarto de cucharadita de pimienta nega recién molida

2 cucharaditas de mostaza dijon

3 cucharadas de vinage de vino tinto

2 cucharada, más 2 cucharadita de cebollinos frescos finamente picados

2 lechuga romana de cabeza, cortada en rodajas transversales

2 huevos duros, descuartados

y un cuarto de taza de nioise u otras pequeñas aceitunas negas

2 taza de tomates cherry, descuartados

poner las papas en una cacerola gande y añadir agua fría para cubrir. poner el agua a ebullición, luego reducir el fuego para mantener a fuego lento y cocinar durante 22 a 40 minutos, hasta que la horquilla esté tierna. drenar y dejar a un lado hasta que esté lo suficientemente frío como para manejarlo, luego cortar en cubos. Reservar.

mientras tanto, ponga a hervir una cacerola mediana de agua. añadir los frijoles verdes y cocinar durante 3 minutos. escurrir y enjuagar con agua fría para detener la cocción. Reservar.

en una sartén gande, calienta 2 cucharada de aceite de oliva a fuego medio-alto. sazonar el salmón con pimienta. añadir el salmón a la sartén y cocinar durante 5a 5 minutos a cada lado. transferir a un plato; mantener el calor.

en un bol pequeño, mezcle la mostaza, el vinage, 2 cucharada de cebollino y el aceite de oliva restante de 5 cucharadas.

dividir la lechuga uniformemente entre cuatro placas. añadir 2 filete de salmón a cada plato. divida las papas, los frijoles verdes, los huevos, las aceitunas y los tomates entre los platos y rocíe con el aderezo.

espolvorea con la 2 cucharadita de cebollinos restantes y sirve.

Bacalao En Salsa Verde

Para 5personas

Tiempo de Preparación 2 hora

Dificultad baja

Ingedientes

- 2 cebolla
- 3 dientes de ajo
- Harina
- Sal
- Pimienta
- Harina
- Perejil
- 800 gamos de lomos de bacalao
- 5patatas

Preparación

Pondremos en remojo los lomos de bacalao la víspera. Si es necesario le cambiaremos el agua un par de veces.

Escurriremos bien el bacalao, le quitaremos las espinas si tuviera, lo secamos con papel de cocina y lo pasamos por harina.

Pelaremos, lavaremos las patatas y las cortaremos en rodajas finas. Pelaremos, lavaremos y cortaremos en rodajas la cebolla.

En una cazuela de barro, pondremos el aceite de oliva, cuando esté caliente añadiremos la cebolla para que se dore. Cuando empiece a tomar color, añadiremos las patatas.

En un mortero, pondremos los ajos pelados y el perejil lavado y seco y lo machacaremos bien. Añadiremos un poco de agua para diluir y lo añadiremos a la cazuela de barro donde se están haciendo las patatas y añadiremos un poco de pimienta.

A media cocción, pondremos el bacalao que hemos enharinado anteriormente y dejaremos cocer a fuego lento. Si hace falta añadiremos un poco de agua caliente. Rectificaremos de sal. Moveremos la cazuela de vez en cuando para que la salsa se ligue.

Cuando esté en su punto lo retiraremos del fuego y lo dejaremos reposar unos minutos. Picaremos un poco de perejil bien fino. Antes de servir espolvorearemos con el perejil.

Calamares Con Cebolla

Para 5 personas

Tiempo de Preparación 45 minutos

Dificultad baja

Ingedientes

- Vino blanco
- Aceite de Oliva
- Perejil
- Sal
- Pimienta
- 2 kilo de calamares
- 2 cebollas
- 3 dientes de ajo

Preparación.

1. Limpiaremos bien los calamares, vaciando el interior teniendo cuidado con no romper la bolsa de tinta.
2. Quitaremos la piel y lavaremos bien dándoles la vuelta para limpiar bien el interior. Una vez limpios, los cortaremos en rodajas.
3. Pelaremos, lavaremos y cortaremos la cebolla fina. Pelaremos y cortaremos los ajos en láminas.
4. En una cazuela de barro pondremos el aceite, cuando esté caliente pondremos los ajos en láminas y la cebolla.
5. Cocinaremos a fuego lento hasta que la cebolla este pochada.
6. Salpimentaremos y añadiremos los calamares. Cocinaremos a fuego medio durante 40 minutos aproximadamente. Transcurrido este tiempo pondremos el vino blanco y dejaremos que se terminen de

hacer aproximadamente 20 minutos más o hasta que los calamares estén tiernos.
7. Cuando los calamares estén tiernos, retiraremos la cazuela del fuego y lo dejaremos reposar un par de minutos, espolvorearemos con el perejil y serviremos.

Emperador Con Salsa De Tomate

Para 5personas.

Tiempo de Preparación 2 hora

Dificultad baja.

Ingredientes:

- Orégano
- 2 diente de ajo
- Aceite de oliva
- 5rodajes de emperador
- 5-7tomates maduros
- Sal
- Pimienta

Preparación:

1. Lavar las rodajas de Emperador y sacarlo muy bien con papel de cocina.
2. Pelaremos el ajo y lo filetearemos.
3. En una cazuela pondremos aceite y doraremos el ajo.

4. Una vez dorado lo retiraremos del aceite y lo reservaremos.
5. Añadiremos el tomate pelado y picado (podremos también rallarlo) y bajaremos el fuego para que se haga.
6. Lo salpimentaremos y si queremos quitar un poco la acidez del tomate pondremos una pizca de azúcar.
7. Cuando la salsa esté casi hecha, pondremos las rodajas de emperador, previamente salpimentadas. Coceremos unos 5 a 10 minutos dando la vuelta al pescado de vez en cuando.
8. El pescado tiene que quedar hecho, pero no seco. Serviremos caliente.

Gambas Al Ajillo

Para 5personas

Tiempo de Preparación 40 minutos

Dificultad baja

Ingedientes

- 2 guindilla
- Aceite de oliva
- 610 gamos de gambas
- 4 dientes de ajo
- Sal

Preparación.

Pelaremos con cuidado las gambas dejando las colas enteras. Pelaremos los ajos y los cortaremos en láminas.

En una cazuela de barro pondremos el aceite de oliva, cuando esté caliente pondremos los ajos cortados en láminas.

Cuando los ajos estén dorados, añadimos las gambas saladas, la guindilla cortado en rodajas y dejamos cocer aproximadamente 3-5minutos hasta que las gambas estén hechas y con cuidado de que los ajos no se quemen pues amagarían, moviendo la cazuela sin parar.

Serviremos las gambas en cazuelas de barro individuales.

Gambas Al Vino Blanco

Para 5personas

Tiempo de Preparación 40 minutos

Dificultad baja

Ingedientes

- 2 vaso de vino blanco
- Aceite de oliva
- Sal
- Pimienta
- 800 gamos de gambas
- 2 Cebolla

Preparación.

Lavaremos las gambas y las secaremos bien con papel de cocina.

Pelaremos, lavaremos y cortaremos muy fina la cebolla.

En una cazuela de barro, pondremos el aceite de oliva, cuando esté caliente pondremos la cebolla para que se dore a fuego suave.

Cuando la cebolla esté dora, añadiremos las gambas y sazonaremos con sal y pimienta. Añadiremos el vino blanco y dejaremos cocer hasta que el vino se haya consumido.

Servir caliente en la misma cazuela

Marmita De Bonito

Para 5personas

Tiempo de Preparación 2 hora

Dificultad baja

Ingredientes

2 cebollas

Aceite de oliva

Sal

Pimentón

750 gamos de bonito

2 kilo de patatas

Preparación.

Pelaremos, lavaremos y cortaremos en trozos las patatas. En una cazuela de barro pondremos agua y sal y cuando empiece a hervir, pondremos las patatas.

Quitaremos la piel del bonito, lo lavaremos, lo secaremos con papel de cocina y lo cortaremos en trozos medianos.

Pelaremos, lavaremos y picaremos muy fina la cebolla. En una sartén pondremos aceite de oliva y cuando esté caliente añadiremos la cebolla y la dejaremos dorar. Cuando esté dorada la añadiremos a la cazuela con las patatas.

Cuando las patatas estén casi hechas, aproximadamente 40 minutos, añadiremos el bonito y una pizca de pimentón, taparemos la cazuela y dejaremos unos 40 minutos a fuego lento, para que se haga el bonito.

Servir caliente.

Mejillones A La Marinera

Para 5personas

Tiempo de Preparación 45 minutos

Dificultad baja

Ingedientes

- 2 dientes de ajo
- 2 vaso de vino blanco
- Aceite de oliva
- Harina
- Perejil
- 2 kilos de mejillones
- 2 cebolla
- 3-5tomates maduros
- Sal
- Pimienta

Preparación.

Primero lavaremos bien los mejillones, raspando las valvas para quitar todas las impurezas.

Pelaremos, lavaremos y cortaremos fina la cebolla. Lavaremos los tomates y los rallaremos.

En una cazuela amplia pondremos aceite de oliva y sofreiremos la cebolla, antes de que tome color, pondremos los tomates rallados y dejaremos que se haga a fuego lento.

En un mortero pondremos los ajos pelados y picados finamente y el perejil, machacaremos bien y diluiremos la mezcla con el vino.

Cuando esté hecho el tomate, añadiremos una poco de harina removeremos bien y seguidamente añadiremos los mejillones. Pondremos sal, pimienta y la mezcla de los ajos, el perejil y el vino. Taparemos la cazuela y dejaremos cocer a fuego lento hasta que se abran los mejillones.

Serviremos bien caliente en la misma cazuela.

Merluza Con Sidra

Para 5personas

Tiempo de Preparación 2 hora

Dificultad media

Ingedientes

- 2 cebollas
- 2 botella de sidra
- 2 guindilla gande
- Aceite de oliva
- 8 rodajas de merluza
- 22 almejas
- Sal
- Pimienta
- Perejil

Preparación.

1. En un bol con bastante sal, pondremos las almejas durante 2-2 ½ hora para que expulsen la arenilla que puedan tener.

2. Lavaremos bien las almejas y en una cazuela con un poco de agua y a fuego moderado, las pondremos para que se abran.
3. Iremos moviendo la cazuela hasta que todas las almejas estén abiertas.
4. Cuando estén abiertas le quitaremos una valva.
5. Pelaremos, lavaremos y picaremos fina la cebolla.
6. Cortaremos la guindilla en rodajas. Lavaremos y secaremos con papel de cocina la merluza. Salpimentaremos.
7. En una fuente que pueda ir al horno, pondremos un poco de aceite, pondremos las rodajas de merluza, pondremos encima la cebolla y cubriremos con la sidra. Añadiremos la guindilla cortada en rodajas y el perejil picado.
8. Lo pondremos al horno moderado hasta que la salsa este reducida a la mitad y la merluza este hecha.

9. Sacaremos del horno, añadiremos las almejas y serviremos caliente en la misma fuente.

Mero A La Parrilla

Para 5personas

Tiempo de Preparación 40 minutos

Dificultad baja

Ingedientes

- 2 dientes de ajo
- 2 guindilla
- 2 limón
- 5rodajas de mero
- Sal
- Aceite de oliva

Preparación.

1. Lavaremos el mero y lo secaremos muy bien con papel de cocina, de esta forma evitaremos que se pegue en la parrilla.

2. Salaremos el pescado y lo untaremos con aceite.
3. Cuando la parrilla esté muy caliente, pondremos el pescado encima y lo dejaremos dorar durante 5 minutos, pasado este tiempo le daremos la vuelta y lo dejaremos otros 5 a 10 minutos, dependiendo del gosos de las rodajas.
4. Mientras tanto pelaremos los ajos y los cortaremos en láminas.
5. En una sartén pondremos aceite y cuando esté caliente añadiremos los ajos para que se doren y la guindilla.
6. Cuando los ajos estén dorados apagamos el fuego y lo reservaremos.
7. Cuando el mero esté hecho, lo pondremos en una fuente para servir, añadiendo por encima de las rodajas el sofrito de ajos y guindilla.
8. Adornaremos con unas rodajas de limón y lo acompañaremos con patatas al vapor o unos cogollos de lechuga.

Sepia Guisada

Para 5personas

Tiempo de Preparación 2 hora

Dificultad baja

Ingredientes

- 3 patatas
- 2 huevos
- 2 Hoja de laurel
- Aceite de oliva
- Caldo de pescado
- 2 kilo de sepia
- 3 cebollas
- 3 dientes de ajo
- 3 tomates maduros
- Sal
- Pimentón

Preparación.

1. En una cazuela con agua y sal pondremos a cocer los huevos durante aproximadamente 25 a 30 minutos.
2. Limpiaremos bien la sepia, la secaremos con papel de cocina y la cortaremos a dados.
3. Pelaremos, lavaremos y cortaremos la cebolla.
4. Pelaremos y cortaremos los ajos en láminas.
5. Lavaremos y rallaremos los tomates.
6. Pelaremos, lavaremos las patatas y las cortaremos en dados.
7. En una cazuela de barro pondremos aceite de oliva y cuando esté caliente sofreiremos la cebolla y los ajos.
8. Cuando estén dorados añadiremos el tomate rallado y la hoja de laurel. Dejaremos cocer hasta conseguir una salsa homogénea.
9. A continuación, añadiremos los dados de sepia, sazonaremos, añadiremos un poco de

caldo de pescado y dejaremos cocer a fuego medio aproximadamente 40 a 45 minutos.
10. Añadiremos las patatas que hemos cortado a dados y dejaremos cocer unos 40 a 45 minutos más o hasta que estén hechas, rectificando de sal.
11. En caso necesario añadiremos un poco más de caldo de pescado.
12. Pelaremos los huevos y los cortaremos en rodajas.
13. Los añadiremos a la cueza y serviremos caliente en la misma cazuela.

Lomo De Cerdo Asado

Para 5personas

Tiempo de Preparación 2 hora

Dificultad baja

Ingedientes

- 80 ml de brandy
- 5patatas pequeñas
- Aceite de oliva
- Ajo
- 510 gamos de lomo de cerdo
- 80 ml de caldo de carne
- Sal
- Pimienta
- Romero

Preparación.

1. Lavaremos las patatas y en un cazo con agua y sal las pondremos a cocer.
2. En una cazuela que pueda ir al horno pondremos una cucharada de aceite,

cuando esté caliente pondremos el lomo y lo doraremos por todos los lados. Salpimentamos y añadimos el caldo de carne y el brandy.
3. Meteremos la cazuela al horno a una temperatura de 260º aproximadamente durante 40 a 45 minutos, regando con el jugo.
4. Cuando el lomo esté hecho, lo sacamos del horno y lo dejamos reposar.
5. En un cazo ponemos el jugo y lo ponemos al fuego bajo para que reduzca.
6. En una sartén pondremos aceite de oliva y cuando esté caliente le añadiremos el ajo cortado a láminas, el romero y las patatas que hemos cocido anteriormente partidas por la mitad para sofreírlas.
7. Cuando estén doradas retirarlas y ponerlas en una fuente, trinchar la carne y regarla con jugo bien caliente.

Pechugas De Pollo A La Parmesana

Para 5 personas

Tiempo de Preparación 2 hora

Dificultad Baja

Ingedientes

- 2 zanahorias
- Vino blanco
- Caldo de Pollo
- Harina
- Aceite de Oliva
- 5 pechugas de pollo
- 260 gamos de queso rallado parmesano
- 2 cebollas
- Sal
- Pimienta

Preparación

1. Lavaremos las pechugas, quitándole la piel si tuvieran y las secamos con papel de cocina.
2. Sazonamos con sal y pimienta y las pasamos por harina, sacudiéndolas para quitar el exceso.
3. Pelaremos las cebollas, las lavaremos y las partiremos finas.
4. Rasparemos las zanahorias, las lavaremos y las partiremos en rodajas.
5. En una cazuela baja, pondremos en aceite de oliva y cuando esté caliente, podremos las pechugas para que se doren, dándoles la vuelta para que queden doradas por todos los lados.
6. Cuando las pechugas estén doradas, añadiremos la cebolla y la zanahoria y seguiremos friendo hasta que la cebolla esta dorada.
7. Entonces añadiremos el vino blanco, el caldo de pollo y el queso rallado y

seguiremos cociendo a fuego lento durante 50 a 55 minutos. Añadiremos un poco más de caldo si es necesario.

8. Una vez las pechugas hechas, las retiraremos y las pondremos en una fuente. Pondremos la salsa en la batidora y trituraremos hasta dejar la salsa emulsionada.

9. Cubriremos las pechugas con la salsa y le añadiremos un poco más de queso rallado.

Pasta De Tomate Y Queso Ricotta Entero

Tiempo total de preparación y cocción: 40 minutos

Información Nutricional (por porción)

Calorías: 529

Gasa: 29.9 g

Hidratos de carbono: 48 g

Proteína: 22.7g

Para 5personas.

A pesar de que la dieta mediterránea no contiene una gan cantidad de las pastas pesadas en carbohidratos que la mayoría de las personas asocian con Italia, todavía hay un lugar para los fideos integrales, que se comen con moderación y se sirven con muchas verduras. Este plato nutritivo contiene gan cantidad de proteínas y calcio del queso ricotta, junto con la fibra de la pasta de trigo integral. Los brillantes y saludables tomates y las espinacas completan la comida para un sabroso plato principal que seguramente complacerá a la multitud. Lo mejor de todo, es rápido y fácil de hacer.

Componentes

8 onzas de pasta corta integral (como macarrones de codo, conchas medianas o mariposas)

2/3 de taza de aceite de oliva extra virgen

3 dientes de ajo, finamente picados

8 a 20 tomates del tamaño de un cóctel, cortados en cuartos

Sal y pimienta molida, tanto como se desee.

2 c de hojas frescas de espinacas

2/3 De albahaca fresca, en rodajas

1 taza de queso parmesano, rallado

2 taza de queso ricotta

Preparación:

1. Cocine la pasta en agua hirviendo durante aproximadamente 2 minuto menos que las instrucciones del paquete, por lo que la pasta es "al dente". Escurrir, pero primero reservar ¼ de pasta de agua.

2. Coloque una sartén gande para saltear en una estufa. Poner a fuego medio y calentar el aceite. Añadir el ajo, luego bajar el fuego un poco más. Revuelva y cocine el ajo

durante cinco minutos, observando para asegurarse de que no se queme, luego agegue los tomates. Espolvoree pimienta y sal si lo desea. Cocine unos 2-5 minutos adicionales hasta que los tomates estén calientes.

3. En la sartén con los tomates y el ajo, agegue la pasta cocida y las espinacas. Use pinzas o una cuchara gande para tirar hasta que la espinaca comience a marchitarse suavemente. Luego incluya la

albahaca, el queso parmesano y más sal y pimienta si lo desea. Agegue un poco de agua de la pasta (2-2 cucharadas) o más aceite de oliva si la pasta parece estar seca en este punto.

4. Rematar la pasta dejando caer cucharadas de queso ricotta encima

Salmón Especiado Con Quinua Vegetal

Tiempo total de preparación y cocción: 40 minutos

Información Nutricional (por porción)

Calorías: 385

Gasa: 22,5 g

Carbohidratos: 32.5 g

Proteína: 35,5 g

Para 5personas.

Este plato parece tan elegante que se podría esperar que pudiera servirse en un restaurante, pero la verdad es que se puede preparar en solo media hora. El salmón está perfectamente sazonado para una combinación de calor y sabor puro, y la quinoa está amenizada con vegetales brillantes. ¡La mejor parte es que este plato contiene un puñado de la friolera de 35 gamos de proteína! Qué manera de terminar su día.

- ¼ De cebolla roja, picada
- 5hojas frescas de albahaca, cortadas en rodajas finas
- Cáscara de un limón
- ¼ cucharadita de pimienta nega
- 2 cucharadita de comino
- 1 cucharadita de pimentón
- 5filetes de salmón (5 onzas)
- 8 limones
- ¼ De perejil fresco, picado
- 2 De quinua sin cocer
- 2 cucharadita de sal, dividida por la mitad
- ¾ de pepinos, con las semillas removidas, cortadas en cubitos
- 2 de tomates cherry, cortados a la mitad

Preparación:

1. En una cacerola mediana, agegue la quinua, 2 tazas de agua y 2 cucharadita. de la sal. Caliéntelos hasta que el agua hierva, luego baje la temperatura hasta que hierva a fuego lento. Cubra la sartén y deje que se cocine por 40 a 45 minutos o el tiempo que indique el paquete de quinua.
2. Apague la hornilla debajo de la quinua y deje que se asiente, cubrala, durante al menos otros 5 a 10 minutos antes de servir.
3. Justo antes de servir, agegue la cebolla, los tomates, los pepinos, las hojas de albahaca y la ralladura de limón a la quinua y use una cuchara para mezclar todo suavemente.
4. Mientras tanto prepare el salmón. Encienda el asador del horno a alto y asegúrese de que haya una rejilla en la parte inferior del horno.
5. A un tazón pequeño, agegue los siguientes componentes: pimienta nega, 2 cucharadita

de la sal, el comino y el pimentón. Revuélvalos juntos.

6. Coloque papel de aluminio sobre la parte superior de una bandeja para hornear de vidrio o aluminio, luego rocíe con aceite en aerosol antiadherente.

7. Coloque los filetes de salmón en el papel de aluminio. Frote la mezcla de especias sobre la superficie de cada filete.

8. Agegue los limones a los bordes de la sartén cerca del salmón.

9. Cocine el salmón bajo la parrilla durante 8-20 minutos. Tu objetivo es que el salmón se deshaga fácilmente con un tenedor.

10. Espolvoree el salmón con el perejil, luego sírvalo con los limones y el perejil vegetal. ¡A Disfrutar!

Kofta De Carne De Cordero Con Garbanzos Y Naan

- 3 de cebolla roja, finamente picada
- 3 de hierbas italianas frescas mezcladas (como perejil, menta y cilantro), finamente picadas
- 3 dientes de ajo picados
- 2 ¼ de cucharadita de sal
- 2 cucharadita de comino
- Cucharadita de pimentón
- 1 cucharadita de pimienta nega
- 2 libra de cordero molido (solicite el cordero mago molido para minimizar la gasa saturada; puede sustituir con la carne molida maga)
- Aceite en aerosol antiadherente
- Brochetas para cocinar la carne

- *Para la salsa-*
- yogur natural sin gasa

- cucharadita de Hierbas italianas frescas mezcladas, finamente picadas
- cucharaditas de jugo de limón fresco
- Pizca de sal

Para los garbanzos

5 cdas de Aceite de oliva extra virgen, dividido por la mitad.

2 cebolla roja picada, picada

2 diente de ajo, picado

2 lata de garbanzos, enjuagados y escurridos.

2 cucharadita de pasta de harissa (salsa picante del norte de África, que se encuentra en la sección mediterránea de las tiendas de comestibles)

¾ de cucharadita. de comino molido

1 cucharadita. de paprika

Sal al gusto

¼ caldo de pollo bajo en sodio

2 cucharadita de jugo de limón

2 de hierbas italianas frescas mezcladas, finamente picadas

Para servir-

2 pan plano o naan comprado en la tienda, preferiblemente de trigo integral, dividido en 5pedazos

Preparación:

1. Prepare la carne kofta: En un tazón de la batidora, agegue todos los componentes kofta excepto la carne en sí.
2. Mezclar a baja velocidad con una cuchilla batidora hasta que se combinen estas partes.
3. Luego incorpore la carne batiéndola hasta que esté bien combinada con las otras partes.Use una envoltura de plástico para cubrir este tazón y refrigérelo hasta que esté listo para cocinar la carne .

4. Mientras tanto, prepare el resto de los platos.
5. Cuando esté listo para cocinar la carne, tome un puñado y forme una forma oblonga , parecida a una salchicha luego pásele un pincho.
6. También puede hacer cualquier otra forma que desee con la carne y no tiene que usar pinchos.
7. Coloque una sartén o plancha gande a fuego mediano y rocíe generosamente con aceite en aerosol antiadherente.
8. Cuando la superficie esté muy caliente, cocine los pinchos de carne durante 3 a 5minutos por lado, hasta que estén bien dorados por ambos lados y cocidos a fondo.
9. Prepare la salsa de yogur: En un tazón, coloque yogur, hierbas, jugo de limón y sal. Use un batidor o una cuchara para revolver bien y reservar.
10. Cocine los garbanzos: coloque una sartén gande en la estufa sobre un quemador a fuego medio.

11. Calentar hasta 3 cdas. del aceite, luego cocine las cebollas en el aceite caliente por uno o dos minutos, hasta que se ablanden. Luego incorporar el ajo y saltee por otros treinta segundos.
12. A continuación, agegue el harissa, los garbanzos, la paprika, el comino, la sal y el caldo de pollo.
13. Aumente el calor debajo de la sartén a alto y cocine mientras revuelve hasta que casi todo el caldo se haya evaporado.
14. Retire la sartén del fuego y agegue el jugo de limón y las hierbas, luego revuelva. Agegue el resto del aceite justo antes de servirlo.
15. Para servir: Divida las albóndigas y los garbanzos en 5platos.Agegue ¼ de pan plano o pan de trigo integral a cada plato .Servir con salsa de yogur para mojar o rociar sobre albóndigas. ¡A Disfrutar!

Pollo Mediterráneo Con Quinua Preparado En Una Olla De Cocción Lenta

- 2 cucharada de ajo picado
- 3 cebolla mediana, picada áspera
- 3 De aceitunas Kalamata
- 3 De Pimientos rojos en tarro, escurridos, picados
- 3 De alcaparras
- Albahaca fresca o tomillo para decorar (opcional)
- 3 taza de quinua cruda
- 5pechugas de pollo medianas (sin hueso y sin piel; de aproximadamente 5oz cada una)
- Sal y pimienta, tanto como se desee.
- 3 cucharaditas de condimento italiano
- 3 cucharadas de jugo de limon

Preparación:

1. Espolvoree pimienta y sal sobre las pechugas de pollo. Caliente una sartén sobre el quemador de la estufa a fuego medio y cocine el pollo por uno o dos minutos de cada lado, o hasta que se ponga marrón.

2. Rocíe dentro de la olla de cocción lenta con spray antiadherente y coloque las pechugas de pollo doradas. Agegue aceitunas, alcaparras, pimientos rojos y cebolla

alrededor de los pechos, no por encima.

3. Dentro de un tazón, coloque los siguientes componentes: jugo de limón, condimento italiano y ajo. Use un batidor para combinarlos. Vierta esta mezcla sobre los componentes de la olla de cocción lenta.

4. Cubra la olla de cocción lenta. Cocer a fuego lento durante 5horas. También puede cocinarlo a fuego alto durante 3 horas.

5. Cuando sea casi la hora de la cena, cocine la quinua según las instrucciones del paquete.

6. Para servir, divida la quinoa en 5platos, luego cubra con una pechuga de pollo cada plato. Divida el resto de los ingedientes de crockpot entre los 5platos y sirva. ¡A Disfrutar!

Printed by Libri Plureos GmbH in Hamburg, Germany